BEI GRIN MACHT SICH IHR WISSEN BEZAHLT

- Wir veröffentlichen Ihre Hausarbeit, Bachelor- und Masterarbeit

- Ihr eigenes eBook und Buch - weltweit in allen wichtigen Shops

- Verdienen Sie an jedem Verkauf

Jetzt bei www.GRIN.com hochladen und kostenlos publizieren

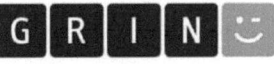

Bibliografische Information der Deutschen Nationalbibliothek:

Die Deutsche Bibliothek verzeichnet diese Publikation in der Deutschen National-
bibliografie; detaillierte bibliografische Daten sind im Internet über http://dnb.d-
nb.de/ abrufbar.

Impressum:

Copyright © 2015 GRIN Verlag, Open Publishing GmbH
Druck und Bindung: Books on Demand GmbH, Norderstedt Germany
ISBN: 9783668344266

Dieses Buch bei GRIN:

http://www.grin.com/de/e-book/343760/psychologie-des-gesundheitsverhaltens-
beratungsgespraech-zum-ernaehrungsverhalten

Anonym

Psychologie des Gesundheitsverhaltens. Beratungsgespräch zum Ernährungsverhalten

GRIN Verlag

GRIN - Your knowledge has value

Der GRIN Verlag publiziert seit 1998 wissenschaftliche Arbeiten von Studenten, Hochschullehrern und anderen Akademikern als eBook und gedrucktes Buch. Die Verlagswebsite www.grin.com ist die ideale Plattform zur Veröffentlichung von Hausarbeiten, Abschlussarbeiten, wissenschaftlichen Aufsätzen, Dissertationen und Fachbüchern.

Besuchen Sie uns im Internet:

http://www.grin.com/

http://www.facebook.com/grincom

http://www.twitter.com/grin_com

Deutsche Hochschule für

Prävention und Gesundheitsmanagement

Hermann Neuberger Sportschule 3

66123 Saarbrücken

Einsendeaufgabe

Fachmodul: Psychologie des Gesundheitsverhaltens

Studiengang: Bachelor Gesundheitsmanagement

Datum
Präsenzphase: 02.03.2015 – 04.03.2015

Studienort: **Saarbrücken**

Semester: **Wintersemester 2014**

Inhaltsverzeichnis

1   SELBSTWIRKSAMKEITSERWARTUNG 3

1.1   Definition Selbstwirksamkeitserwartung..3

1.2   Fragebogen zur Selbstwirksamkeitserwartung..4

1.3   Auswertung der Selbstwirksamkeitserwartung 5

1.4   Studien im Zusammenhang mit der Selbstwirksamkeitserwartung 6

2   ERNÄHRUNGSVERHALTEN 8

3   BERATUNGSGESPRÄCH 14

3.1   Beschreibung der Kundin 14

3.2   Wesentliche Aspekte in einem Beratungsgespräch 15

3.3   Einordnung des Kunden in den Prozess der Verhaltensänderung.............................16

3.4   Darstellung des Gesprächsverlaufs 17

3.5   Reflektion..21

4   LITERATURVERZEICHNIS 22

5   ABBILDUNGS- UND TABELLENVERZEICHNIS 23

5.1   Abbildungsverzeichnis..23

5.2   Tabellenverzeichnis..23

1 Selbstwirksamkeitserwartung

1.1 Definition Selbstwirksamkeitserwartung

Die Selbstwirksamkeitserwartung bzw. Kompetenzerwartung (self-efficacy), ist ein von Albert Bandura entwickeltes Konzept aus der Lernpsychologie, dessen zentrale Aussage die persönliche Einschätzung der eigenen Kompetenzen im Umgang mit schwierigen Situationen und Aufgaben im täglichen Leben darstellt. Man ist davon überzeugt, eine bestimmte Situation meistern zu können oder fähig zu sein Neues zu erlernen. Diese subjektive Überzeugung und das Vertrauen in die eigenen Fähigkeiten beeinflusst unsere Motivation, Wahrnehmung, und Leistung und stellt somit eine wichtige personale Ressource in der Auseinandersetzung mit alltäglichen Umweltanforderungen dar. Man spricht auch von einer positiven Einstellung zu der eigenen Persönlichkeit und zur Handlungskompetenz, die durch direkte Erfahrungen, indirekte Erfahrungen, symbolische Erfahrungen und Gefühlsregungen erworben werden kann. Menschen mit einer hohen Selbstwirksamkeitserwartung sind erfolgsorientierte Menschen, die ihren Erfolg damit begründen, dass sie dazu in der Lage sind und es auch in Zukunft sein werden. Sie sind eher dazu fähig, ihr Verhalten zu ändern. Menschen mit einer niedrigen Selbstwirksamkeitserwartung hingegen, schreiben ihren Misserfolg den äußeren Umständen und fehlender Begabung zu.

Zur Überprüfung der Selbstwirksamkeitserwartung wird ein Fragebogen herangezogen (Pieter, 2014, S. 135 – S. 142).

1.2 Fragebogen zur Selbstwirksamkeitserwartung

Tab. 1: Fragebogen zur Diagnose der Selbstwirksamkeit am Beispiel Ernährung
(modifiziert nach Pieter, 2014, S.143, zitiert nach Jerusalem & Schwarzer, in Schwarzer, 1996, S. 36)

	Beurteilungskriterium (Punktwert)	Stimmt nicht (1)	Stimmt kaum (2)	Stimmt eher (3)	Stimmt genau (4)
1	Ich ernähre mich stets ausgewogen.				
2	Auch wenn ich unterwegs bin, halte ich mich an meinen Ernährungsplan.				
3	Für meine Gesundheit spielt Ernährung eine wichtige Rolle.				
4	Ich muss eine gesunde Ernährung beibehalten, um Krankheiten vorzubeugen.				
5	Ich schaffe es auch dann mich gesund zu ernähren, wenn mein Umfeld mich nicht dabei unterstützt.				
6	Wenn ich mich nicht an meinen Ernährungsplan halte, bekomme ich ein schlechtes Gewissen.				
7	Es macht mir Freude mich gesund und ausgewogen zu ernähren.				
8	Meinen Ernährungsplan in den Alltag zu integrieren fällt mir leicht.				
9	Ich trinke 2-3 Liter Wasser am Tag.				
10	Wenn bei meinem Ernährungsprogramm Probleme auftauchen, kann ich sie aus eigener Kraft lösen.				

1.3 Auswertung der Selbstwirksamkeitserwartung

Die Auswertung bezieht sich auf die von Jerusalem und Schwarzer (1999) veröffentlichen Normwerten:

Tab. 2: Einschätzungsergebnisse (Jerusalem und Schwarzer, 1999).

Erreichter Punktewert:	Ausprägung der Selbstwirksamkeitserwartung:
10-16 Punkte	sehr geringe Ausprägung
17-24 Punkte	geringe Ausprägung
25-33 Punkte	normale bzw. gute Ausprägung
34-40 Punkte	sehr gute Ausprägung

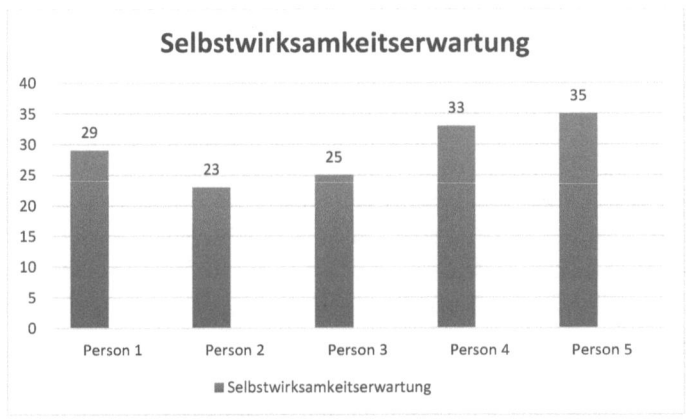

Abb. 1: Ergebnistabelle zum Thema Ernährungsverhalten

Zusammenfassend lässt sich sagen, dass die Personen 1, 3 und 4 eine normale bzw. gut ausgeprägte Selbstwirksamkeitserwartung haben was ihr Ernährungsverhalten betrifft. Person 5 (35 Punkte), weist eine sehr gute Ausprägung der Selbstwirksamkeitserwartung auf. Das bedeutet konkret, dass sie bei einer Ernährungsumstellung mit hoher Wahrscheinlichkeit erfolgreich darin sein werden, ihr Vorhaben in die Tat umzusetzen und bis zum gewünschten Ziel durchzuhalten. Diese Personen machen außerdem regelmäßig Sport und alle drei haben schon einmal erfolgreich abgenommen. Person 2 dagegen, liegt mit 23 Punkten unter dem Durchschnitt. Person 2 hat zwar bereits erfolgreich abgenommen, allerdings hat er Probleme in stressigen Situationen sich an den Ernährungsplan zu halten. Der Trainer weiß somit, dass er Person 2 und mehr unterstützen und betreuen muss, als Person 1,2, 3 und 5.

1.4 Studien im Zusammenhang mit der Selbstwirksamkeitserwartung

Tab. 3: Studien im Zusammenhang mit Selbstwirksamkeitserwartung

Titel	Selbstwirksamkeit (SWE) und körperliches Befinden Jugendlicher (Öhlschlegel-Hausbrock, Rach & Wolf 2014)	Förderung der Selbstwirksamkeitserwartung (SWE) in der Studieneingangsphase mittels Mentoring(Satov, Bäßler 1995).
Frage-stellung	1. Wie entwickelt sich die allgemeine SWE von Schülern der 7. und 8. Jahrgangsstufe? 2. Kann die SWE positiven Einfluss auf das körperliche Befinden nehmen?	Wie wirkt sich ein Mentoringkonzept im Vergleich zu einem klassischen Lehrformat durch einen Dozenten aus, im Hinblick auf die Weiterentwicklung von überfachlichen Kompetenzen, die psychische Belastung und den Wissenszuwachs von Studienanfängern?
Zielset-zung	Ziel ist es, die Selbstwirksamkeitserwartung der Schüler zu fördern. Außerdem soll geprüft werden, ob die SWE positive Auswirkungen auf das körperliche Befinden der Jugendlichen hat.	- Kompetenzstärkung der Studenten - Studenten sollen sich als Mitgestalter des Lernprozesses erleben - Bewusstsein für Motivation für das Studium schaffen - Lernverantwortung erkennbar machen
Stich-probe	-1. Messzeitpunkt Januar 1996 1.422 Schüler der 7. und 8. Jahrgangsstufe - 2. Messzeitpunkt Januar 1997 1.094 Schüler der 7. Und 8. Jahrgangsstufe	- 146 BWL-Studenten (n=92) - Keine Kontrollgruppe
Untersu-chungs-design	-allg. SWE wird mittels Fragebogen nach Jerusalem und Schwarzer ermittelt - Berner Fragebogen zum Messen des körperlichen Befindens - Zusätzliche Befragung der allgemeinen körperlichen Gesundheit durch ein Item - Vergleich von Mittelwerten der	- Es gibt sieben Gruppen mit max. 12 Teilnehmern -Jeder Gruppe wurde ein Mentorenteam (i. d. R. zwei Mentoren) zugeordnet - fünf Lehreinheiten á 90 Minuten - Fragebögen (5er Skala) - Interview - Videofeedback

	neun Modellschulen	- drei Messzeitpunkte
Ergebnis	Mittelwertvergleich: -Verbesserung der allg. SWE von Schülern der Jahrgangsstufe 7 an zwei Schulen -signifikante Verbesserung der SWE von Schülern an fünf Schulen der 8. Jahrgangsstufe - Anstieg der SWE beider Jahrgänge an zwei Schulen - Körperliches Befinden wird von 81% der Schüler als „gut" oder „ausgezeichnet" eingeschätzt. - 2% (N=33) berichten von schlechtem Gesundheitszustand - Mädels berichten signifikant über mehr Symptome als Jungs - Zusammenhang zwischen SWE und körperlichem Befinden ist vorhanden	- Zu Beginn gibt es keine Unterschiede hinsichtlich der Selbsteinschätzung der Studenten in Abhängigkeit des Veranstaltungsformates - 136 Studenten nehmen zum zweiten Messzeitpunkt an der Befragung teil. Bei 92 davon gibt es immer noch keine signifikanten Unterschiede - klassisches Veranstaltungsformat n= 41, Mentorenformat n= 51 - Einschätzung der Fähigkeiten und Kompetenzen werden im Mittelwertvergleich nach der Veranstaltung „Studieren lernen", signifikant besser eingeschätzt - zufriedenere Studenten des klassischen Lehrformates nach der Veranstaltung, jedoch wird psychische Belastung durch das Studium als erhöht empfunden

2 Ernährungsverhalten

„Ernährungsverhalten ist die Gesamtheit geplanter, spontaner oder gewohnheitsmäßiger Handlungsvollzüge von Individuen oder sozialen Gruppen, mit denen Nahrung beschafft, zubereitet, verzehrt und nachbereitet wird. Dabei umfasst das Ernährungsverhalten sowohl Einflussfaktoren als auch Auswirkungen aus den Dimensionen Gesundheit, Umwelt, Gesellschaft und Wirtschaft entlang der gesamten Produktkette von Lebensmitteln" (Institut für Ernährungsverhalten, 2010 in Anlehnung an Oltersdorf, 1984, S. 189 & Leonhäuser et. al. 2009, S. 20).

Unser Ernährungsverhalten wird von psychologischen, sozialen und biologischen Einflussfaktoren bestimmt. Die sozialen Einflussfaktoren orientieren sich hauptsächlich daran, inwieweit soziale Unterstützung innerhalb des Freundes- und Familienkreises vorhanden ist. Zusätzlich orientiert es sich an sozialen Normen und Wertvorstellungen. Personen der unteren sozialen Schichten, legen meist weniger Wert auf gesunde, ausgewogene Ernährung und greifen häufiger zu Fast Food und fettreichen Lebensmitteln. Im Gegensatz dazu achten Personen aus der höheren sozialen Schicht eher auf gesundes Ernährungsverhalten und bevorzugen qualitativ hochwertigere Lebensmittel. Bereits im Kindesalter ist das Ernährungsverhalten der Familie oder des sozialen Umfeldes ausschlaggebend für die zukünftigen Essgewohnheiten.

Zu den biologischen Einflussfaktoren gehören zum einen die Hunger- und Sättigungsregulation, die hormonelle Steuerung des Körpergewichts und der Nahrungsmengen, sowie die individuelle Aufnahmefähigkeit des Magens.

Wesentliche psychologische Einflussfaktoren sind emotionalen und kognitiven Ursprungs. Emotionen können positive und negative Auswirkung auf das Essverhalten haben. So führt z. B. Stress, Ärger oder Angst zu vermehrter Nahrungsaufnahme. Die vermehrte Nahrungszufuhr soll Spannungen reduzieren und stimmungsaufhellend wirken. Auf der anderen Seite werden soziale Kontakte durch z. B. gemeinsames Essen, bei dem bewusst mehr Nahrung aufgenommen wird, gestärkt.

Die kognitiven Faktoren beziehen sich zum einen auf die Risikoeinschätzung von gesunder und ungesunder Ernährung und im Allgemeinen auf das eigene Wahrnehmen, Denken und der Vorstellung von Ernährung (Leitzmann, Müller, Michel, Brehme, Triebel, Hahn & Laube, 2009, S. 549-553).

Heutzutage verliert das Thema „Essen" mehr und mehr an Bedeutung. Durch ständigen steigenden Stress und Zeitmangel in Beruf, Alltag und Familie greifen viele zu Fertig-produkten. Um diesem Verhalten genauer auf den Grund zu gehen, hat die Techniker Krankenkasse in der Studie „Iss was, Deutschland?" (TK-Studie, 2013) eine umfangrei-che zum Befragung zum Thema Ernährungsverhalten durchgeführt.

In der folgenden Abbildung wird der Aspekt, welche Bedeutung Essen im Alltag für Männer und Frauen in Deutschland hat, dargestellt.

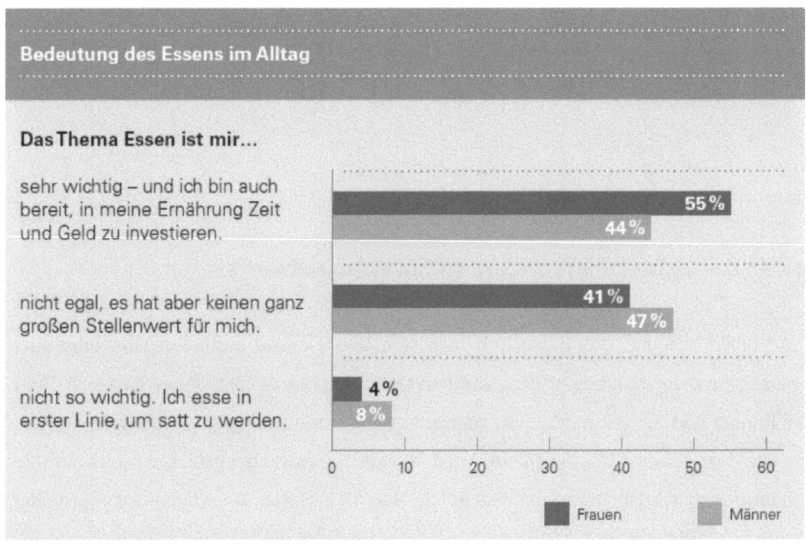

Abb. 2: Bedeutung des Essens im Alltag .TK-Studie (2013), „Iss was, Deutschland?" (S.4)

Die Umfrage ergab, dass für 55 % der weiblichen Befragten das Thema „Essen" in ih-rem Alltag eine wichtige Rolle spielt. Für 47 % der männlichen Teilnehmer hingegen spielt „Essen" im Alltag keine so große Rolle.

Wie auch schon in der ersten Grafik erkennbar, gibt es einen Unterschied zwischen Männern und Frauen bezüglich ihres Ernährungsverhaltens. Die nachstehende Grafik einer Studie hat sich mit der Frage befasst, ob Frauen sich allgemein gesünder ernähren als Männer und es grafisch veranschaulicht.

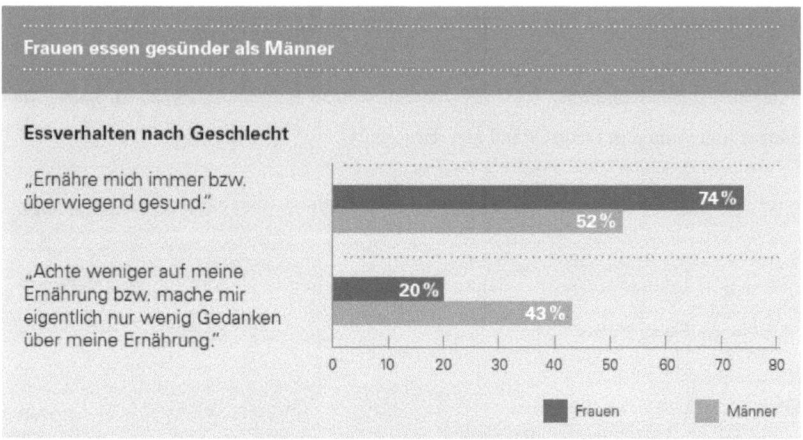

Abb. 3: Essen nach Geschlecht. TK-Studie (2013), „ Iss was, Deutschland?" S.5

Die Fragen bezogen sich darauf, ob man sich überwiegend gesund ernährt oder eher weniger auf die Ernährung achtet. Aus dem Diagramm ist zu entnehmen, dass sich 74 % der Frauen und 52 % der Männer immer bzw. überwiegend gesund ernähren. Im Gegensatz dazu haben 43 % der Männer und 20 % der Frauen angegeben, weniger auf ihre Ernährung zu achten. Daraus ist ersichtlich, dass sich Frauen im Allgemeinen gesünder ernähren als Männer.

Es gibt nicht nur geschlechterspezifische Unterschiede im Ernährungsverhalten, sondern auch Abweichungen in Bezug auf Kosten, Nährstoffzusammensetzung und Aufwand im Zusammenhang mit Zubereitung. Die Studie hat hier verschiedene Esstypen ermittelt und die Befragten den Kategorien zugeordnet.

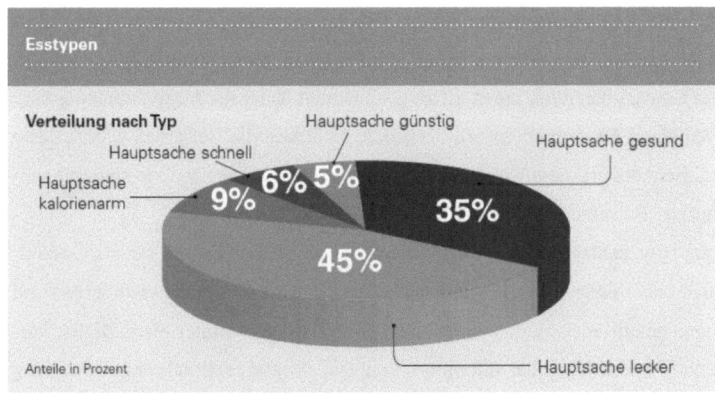

Abb. 4: Esstypen.TK-Studie (2013), „ Iss was, Deutschland?“ S. 7

Für 45 % steht der Genussfaktor und für 35% der gesundheitliche Aspekt im Vorder-
grund. Weniger wichtig waren die Faktoren, ob das Essen günstig, schnell oder kalo-
rienarm ist.

Wie oben schon erwähnt, verliert das Essen im Alltag zunehmend an Bedeutung. Das
spiegelt sich darin wieder, dass es nur nebenher zu anderen Aktivitäten, wie Fernseh-
schauen, Lesen oder Surfen im Internet, abläuft.

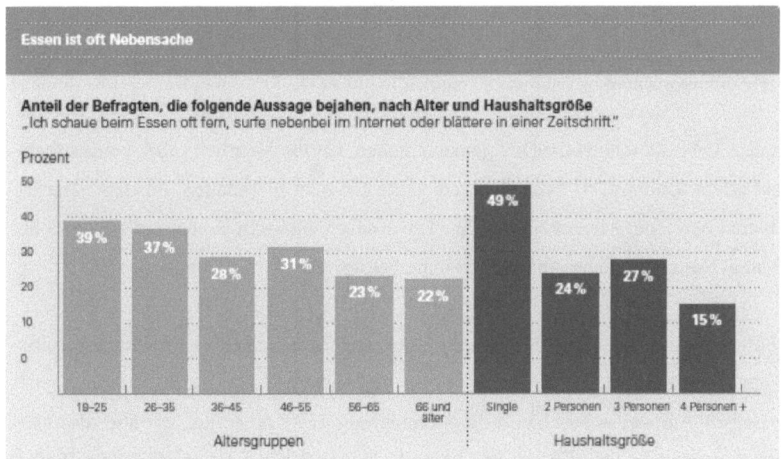

Abb. 5: Essen als Nebensache. TK-Studie (2013) „ Iss was, Deutschland?“ S. 17

Auffällig ist, dass gerade Alleinstehende das Essen eher zu einer Nebensache machen und sich nicht damit auseinandersetzen. Dies könnte vor allem daran liegen, dass der Aufwand der Essenzubereitung ihnen oft zu groß ist und daher die Motivation zu gering ist, diesen Aufwand für sich alleine zu betreiben. Je jünger die Befragten waren, desto häufiger traf die Antwort, dass Essen oft Nebensache ist, zu. Dies änderte sich mit steigendem Alter der Befragten.

Da Ernährung bzw. schlechte, ungesunde Ernährung nicht ohne Folgen für die Gesundheit bleibt und daher viele Menschen in unserer Gesellschaft an Übergewicht leiden und mit ihrer Figur unzufrieden sind, werden nach der TK-Studie immer mehr Diäten ausprobiert. Eine Untersuchung hat allerdings ergeben, dass eine Ernährungsumstellung erfolgreicher wäre, als eine Diät und man langfristig eine Gewichtsreduktion erreichen kann.

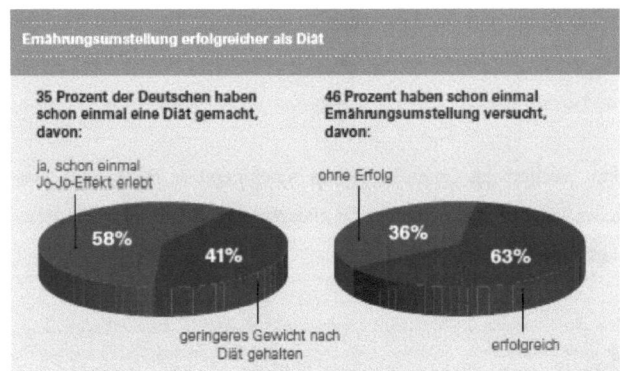

Abb. 6: Ernährungsumstellung und Diät im Vergleich.TK-Studie (2013) „Iss was, Deutschland?" S. 34

Von den 35 % die schon eine Diät gemacht haben, hat die Mehrheit (58 %) einen Jo-Jo-Effekt erlebt. Und nur 41 % hat das reduzierte Gewicht beibehalten. Im Gegensatz dazu, hatten 63 % der Menschen, die ihre Ernährung umgestellt haben, ein erfolgreiches Ergebnis. Nur ein geringer Anteil blieb ohne Erfolg.

Im Folgenden werden einige Krankheitsbilder, welche aus falscher Ernährung resultieren, etwas verdeutlicht.

Der Begriff Adipositas beschreibt die Vermehrung des Körperfetts, die über das Normalmaß hinausgeht, gemeint ist ein BMI > 30 Kg/m² (Leitzmann et. al., 2009). Risikofaktoren, die Fettleibigkeit (Adipositas) fördern, sind Bewegungsmangel, Verzehr kalorienreicher Lebensmittel, zuckerreiche Getränke, unregelmäßiges Essverhalten, niedriger Bildungsstand.

In Deutschland leiden 53 % der Frauen und 61,7 % der Männer an Adipositas (Statista, 2013). Um der wachsenden Anzahl entgegen zu wirken, sollte man die Betroffenen vor allem an einen präventiven Lebensstil heranführen, der sich hauptsächlich mit ausgewogener Ernährung und körperlicher Bewegung befasst. Daher ist es schon im Kindheitsalter von zentraler Bedeutung, dass ein günstiges Ernährungsverhalten geprägt wird (Leitzmann et. al., 2009, S. 288-301).

Diabetes Mellitus II ist ebenfalls eine häufige Folge von Fehlernährung. Dabei handelt es sich um eine Stoffwechselerkrankung und erhöhtem Blutzuckerspiegel. Daraus ergibt sich ein relativer oder absoluter Insulinmangel. In Deutschland sind 8 % der Bevölkerung davon betroffen. 90 % der Diabetiker leiden an Diabetes Mellitus Typ 2 und etwa 5% an Diabetes Mellitus Typ 1 (Leitzmann et. al., 2009, S. 312-321).

Eine weitere Folgeerkrankung ist die arterielle Hypertonie, auch Bluthochdruck genannt. Diese drückt sich durch Symptome, wie Kopfschmerzen, Schwindel, Schlafstörungen und Leistungsminderung aus. Ab einem systolischen Wert von 140 mmHg und einem diastolischen Wert von 90 mmHg, spricht von von Hypertonie. In Deutschland leiden mehr als die Hälfte der Bevölkerung an Bluthochdruck, davon sind 60,2 % der Männer und 50,3 % der Frauen betroffen. Eine langfristige Senkung des Blutdrucks kann durch eine Gewichtsreduktion und durch vermehrte körperliche Aktivität erzielt werden. Zudem ist es notwendig die Kochsalzzufuhr zu verringern und natriumarme Lebensmittel zu sich zu nehmen (Leitzmann et. al., 2009, S. 324-327).

Auch Essstörungen sind eine Form von Ernährungsfehlverhalten, hier ist Anorexia Nervosa die am meisten verbreitete Essstörung. Die Betroffenen fühlen sich oft zu dick, machen sich verstärkt Gedanken über das Essen und ihre Figur und vergleichen sich mit anderen. Sie haben einen Kontrollzwang was ihr Gewicht anbelangt und spüren weder Hunger noch Sättigungsgefühl. Man spricht von Magersucht, wenn der BMI unterhalb von 17,5 liegt. Das heißt ihr Körpergewicht liegt unterhalb 85 % ihres Sollgewichts. Zu den körperlichen Folgen gehören Durchblutungsstörungen, Zahnschäden, Organschäden, Osteoporose und Rückbildung einzelner Gehirnregionen. Eine ausreichende Aufklärung im jugendlichen Alter ist essentiell um der Entstehung einer solchen Erkrankung vorzubeugen. Im Allgemeinen sind Mädchen häufiger gefährdet, daran zu erkranken, als Jungs (Leitzmann et. al., 2009, S. 517-520).

3   Beratungsgespräch

3.1 Beschreibung der Kundin

Die Kundin, Frau A., ist 57 Jahre alt, hat ein Körpergewicht von 88 Kg einen prozentualen Körperfettanteil von 42,4 % bei einer Körpergröße von 1,52 m. Ihre Konfektionsgröße ist 48. Sie ist als Reinigungskraft zweimal pro Woche, jeweils zwei bis drei Stunden in einer HNO-Praxis tätig. Außerdem hat sie einen acht-Personenhaushalt zu managen, in welchem sie kaum Rückzugsmöglichkeiten hat. Des Weiteren gibt die Kundin an, dass Sauberkeit und Ordnung eine ganz große Rolle für sie spielen. Täglich trinkt sie höchstens drei Gläser Wasser, ansonsten Limonade und Cola. Das Frühstück fällt meistens aus, da sie lange schläft. Auf Obst oder Gemüsesnacks zwischendurch wird gänzlich verzichtet und stattdessen werden beispielsweise Puddings oder Sandwichs verzehrt. Einmal am Tag wird warm gekocht, meistens sehr kohlenhydrat- und kalorienreich in Form von Nudeln, Kartoffeln, Rührei, Schnitzel und Fertiggerichte aus der Dose. Zum Abendessen gibt es häufig Salat und Weißbrot mit diversen Brotaufstrichen, Wurst und Käse. Wenn alle Aufgaben erledigt sind, entspannt die Kundin gerne auf dem Sofa bei Knabbereien und Fernsehen. Zu Bett geht sie allerdings erst gegen 03:00 Uhr nachts und braucht sehr lange zum Einschlafen. Sie weiß, dass sie übergewichtig ist und gibt zu an zahlreichen Diäten bereits gescheitert zu sein, da sie dem Jo-Jo-Effekt nichts entgegensetzen konnte. Das Thema Sport ist für sie abgehakt, denn sie schämt sich ihrer Figur wegen und leidet ausserdem unter schwerem Asthma, Knieproblemen und Bluthochdruck. Sie fühlt sich in ihrer Situation machtlos und ausgeliefert. Es ist für sie sehr frustrierend und unverständlich, wieso bisherige Abnehmversuche scheiterten, obwohl sie "nicht viel" isst. Ihr sehnlichster Wunsch ist es, wieder Konfektionsgröße 38 zu tragen und sich rundum wohlzufühlen, das heißt u. a., Beschwerden im Kniegelenk und Herz-Kreislauf-System zu minimieren. Außerdem möchte die Kundin ihre Ziele langfristig halten und erhofft sich aus dem Beratungsgespräch Unterstützung und Betreuung sowie Motivation ihre Ziele in die Tat umzusetzen.

3.2 Wesentliche Aspekte in einem Beratungsgespräch

In einem Beratungsgespräch, spielen viele Faktoren eine Rolle, die entscheidend für den Erfolg des Gesprächs sind. Ein gutes Beratungsgespräch beginnt mit einer sorgfältigen Vorbereitung. Die Vorbereitungsphase, bei dem es noch nicht zur persönlichen Kontaktaufnahme mit dem Kunden kommt, macht 50 % des Erfolges aus. Ein Berater muss sich wohlfühlen in seiner Rolle, sich deren bewusst sein. Das bedeutet auch, dass er selbstverständlich ein gepflegtes Erscheinungsbild abgibt: keine fettigen Haare, Schweißgeruch, Mundgeruch. Sauber gepflegte Nägel und Hände. Adrette Kleidung. Ruhiges, souveränes und gewinnendes Auftreten.. So ist der Berater darüber hinaus in der Pflicht, genügend Zeit für den Kunden einzuplanen und die entsprechenden Unterlagen die für das Beratungsgespräch relevant sind bereitzulegen. Vorab sollten wichtige Informationen über den Kunden z. B. bei einem Telefonat zur Terminvereinbarung notiert werden, um sich auf das Gespräch einstellen zu können. Des Weiteren muss der Berater sich seiner Verantwortung bewusst sein, von der Richtigkeit seiner Arbeit überzeugt sein und mit Freude den Kunden eine individuelle Problemlösung anbieten können. Kommt es nun zur ersten Kontaktaufnahme mit dem Kunden, ist es von großer Wichtigkeit, dass Blickkontakt zum Kunden aufgenommen wird und der Kunde persönlich mit dem Namen angesprochen wird. Der Abstand des Beraters zum Kunden sollte so gewählt werden, dass sich beide Interaktionspartner in die Augen schauen können. Die Distanz kann verringert werden, wenn man sich sympathisch ist. Damit das Eis gebrochen wird und der Kunde sich wohlfühlt, empfiehlt es sich zunächst mit Smalltalk die Situation zu entspannen. Hierbei sollte es sich um Themen handeln, wie: Hobby, Beruf, Familie, Auto, gemeinsame Interessen. Jedoch vermieden werden sollten Diskussionen über Religion, Moral oder Politik. Um weitere Punkte zu sammeln, die für den Aufbau einer positiven Beziehungsebene entscheidend sind, verwendet der Berater die Technik, des „Pacings", indem er die Körpersprache, die Mimik und die Bewegungen seines Gegenübers kopiert. Diese Technik, die der Berater anwendet, ist zielführend für den Aufbau einer „gleichen Wellenlänge" (Rapport). Gleichzeitig wächst die Wahrscheinlichkeit, dass Vertrauen hergestellt wird und es zum Austausch von beratungsrelevanten Informationen kommt. Durch aktives Zuhören, soll der Berater alle wichtigen Informationen herausfiltern, indem er das vom Kunden Gesagte in seinen eigenen Worten wiedergibt. Dadurch verschafft er sich auch Sicherheit, die Informationen richtig Verstanden zu haben und gibt dem Kunden ein Gefühl von Aufmerksamkeit und Wertschätzung. Um so viel wie möglich an Informationen zu erfahren, müssen verschiedene

Frageformen angewendet werden. Hierzu eignen sich „offene Fragen", die sich aus den allgemeinen „W-Fragen" zusammensetzen, am ehesten. Man erreicht dadurch, dass insbesondere schweigsame Menschen sich öffnen.

Aber auch der Einsatz von „Alternativ-Fragen", um eine Entscheidung herbeizuführen, kommt dem Berater zugute. Suggestiv-Fragen hingegen, sollten vermieden werden. Da es nicht nur darauf ankommt, was gesagt wird, sondern wie es gesagt wird, spielen auch Tonalität und Sprechgeschwindigkeit eine Rolle. Der Berater sollte hier in einer normalen Stimmlage sprechen, welche für Gelassenheit und Selbstsicherheit spricht und zudem angenehm klingt. Außerdem sorgt eine lebhafte Sprache für Begeisterungsfähigkeit und Aufmerksamkeit des Zuhörers. Wenn der Berater alle Punkte berücksichtigt, so steht einem erfolgreichen Ausgang des Gesprächs im Sinne des Kunden nichts im Wege(Schlaffke & Plünnecke, 2014, S.39-53).

3.3 Einordnung des Kunden in den Prozess der Verhaltensänderung

Stufe 1	Stufe 2	Stufe 3	Stufe 4	Stufe 5
Absichtslosigkeit	Absichtsbildung	Vorbereitung („preparation")	Handlung („action")	Aufrechterhaltung
Keine Absicht, das derzeitige Verhalten innerhalb der nächsten sechs Monate zu ändern.	Es wird erwogen, das Verhalten innerhalb der nächsten 6 Monate zu ändern.	Erste Schritte zur Verhaltensänderung wurden eingeleitet, Zielverhalten innerhalb der nä-chsten sechs Monate wahrscheinlich.	Zielverhalten besteht seit weniger als sechs Monaten.	Zielverhalten wird seit mehr als sechs Monaten beibehalten.

Abb. 7: Stages of Change im Rahmen des TTM

3.3.1 Absichtsbildung

Die Kundin hat durch Nachdenken ihre erheblichen Einschränkungen ihrer Lebensqualität erkannt. Sie hat aufgrund dessen ein Beratungstermin vereinbart. Infolge dessen hat sie sich entschlossen die körperlichen Missstände erneut anzugehen. Bis zum jetzigen Zeitpunkt war sie noch nicht bereit ihr Vorhaben in die Tat umzusetzen, jedoch sollte es zu einer Verhaltensänderung in den nächsten sechs Monaten kommen. Somit befindet sie sich in der Phase der Absichtsbildung. Die Kundin soll durch das Beratungsgespräch zum einen erkennen, dass neben dem Handlungsbedarf auch etliche gute und einfach durchführbare Möglichkeiten existieren, ihre aktuelle unbefriedigende Lebenssituation zeitnah zu ändern. Nach der Beratung würde somit der Übergang in die Vorbereitungsphase stattfinden.

3.4 Darstellung des Gesprächsverlaufs

Die Beraterin begrüßt Frau A. freundlich und stellt sich ihr mit ihrem Namen und ihrer Funktion im Unternehmen vor. Da die Kundin sichtlich aufgeregt ist, und der Berater ihre Unsicherheit spürt zeigt sie ihr einige Räumlichkeiten des Studios und führt sie dann zu dem Tisch an dem das Beratungsgespräch stattfinden soll. Hier bietet sie ihr ein erfrischendes Getränk an und lockert die Situation auf, indem die Beraterin die Kundin in ein Gespräch über alltägliche Dinge verwickelt und dabei Gemeinsamkeiten mit ihr feststellt. Außerdem verwendet sie „Pacing" und „leading", bei dem sie das Ausdrucks-verhalten von Frau A. kopiert, ihr damit zeigt, dass sie sich auf sie einlässt. Die positive Beziehungsebene wurde geschaffen und verstärkt.

Um nun die wahren Beweggründe für die geplante Verhaltensänderung herauszufinden, hört die Beraterin aktiv zu und stellt offene Fragen. Das führt dazu, dass die Kundin ihre Beweggründe hinterfragt, ihr Verhalten selbst reflektiert und ihre Gefühle dabei regis-triert.

„ Was hat Sie dazu veranlasst, ein Beratungstermin zu vereinbaren?"

„ Warum sind Sie unzufrieden mit Ihrer derzeitigen Lage?

„Was möchten Sie an Ihrem Verhalten verändern?"

Frau A. öffnet sich der Beraterin gegenüber allmählich und beginnt über ihre Ein-schränkungen im Alltag zu sprechen. Sie ist offensichtlich überfordert mit der Gesamt-situation und kämpft mit den Tränen. Die körperlichen Einschränkungen machen ihr schwer zu schaffen, außerdem fühlt sie sich in Ihrer Haut unwohl und schämt sich ihrer Figur wegen. Die Beraterin erkennt an dieser Stelle, dass das Problembewusstsein bei Frau A. bereits vorhanden ist. Sie klärt sie über die Folgen ihres Risikoverhaltens auf und bestärkt ihr Problembewusstsein durch das Aufzeigen kurzzeitiger, positiver Kon-sequenzen, die bei einer Verhaltensänderung eintreffen würden. Sie arbeitet hierbei mit Hin-Zu-Zielen, um das neu zu erlernende Verhalten der Kundin mit positiven Gefühlen zu besetzen.

„ Wie sähe ihr Leben aus, wenn sie bereits Ihr Ziel erreicht hätten?"

„ Wie würden Sie sich fühlen, wenn Sie keine Lasten mehr zu tragen hätten?"

„ Was für ein Kleidungsstück würde Sie sich als erstes Kaufen?"

Als nächstes arbeitet die Beraterin gemeinsam mit der Kundin mittels einer Kosten-Nutzen-Analyse, ihre Vor-und Nachteile heraus. Sie schreibt ihnen Gewichte zu, die am Ende addiert werden und zusätzliche Motivatoren sind.

„ Was können Sie für sich gewinnen, wenn Sie Ihr Verhalten ändern?"

„Was könnten mögliche Hindernisse für Sie sein?"

Nachteile:	Vorteile:
Ich muss Zeit und Geld für einen Personaltrainer investieren. **5kg**	Ich habe mehr Zeit für mich. **7kg**
Die Zubereitung von frischen Nahrungsmitteln ist zeitaufwändig und kostet mich mehr Geld. **4kg**	Ich fühle mich hinterher wohler und kann schöne Kleider tragen. **9kg**
Ich muss mich ständig neu motivieren. 4kg	Ich kann zusammen mit meiner Familie gesundes und leckeres Essen kochen. **6kg**
	Ich komme im Alltag durch meine gesteigerte Beweglichkeit besser zurecht. **8kg**
	Meine Kniebeschwerden sind deutlich besser. **8kg**
	Ich habe keine Herz-Kreislauf-Probleme mehr. **7kg**

Abb. 8: Kosten-Nutzen-Waage zum Thema Ernährungsverhalten (vgl. Pieter, 2014, S. 281)

Die Kundin erkennt nun, dass der Nutzten, welchen sie von einer Verhaltensänderung tragen wird, größer ist, als der damit verbundene Aufwand. Sie sagt zwar, dass sie erhebliche Planänderungen in ihrem Alltag vornehmen muss, um ihr Vorhaben zu realisieren, jedoch wirkt sie fest entschlossen und ersichtlich froh, nun einen Lösungsweg gefunden zu haben. Um dieses Gefühl noch einmal zu verstärken, frägt die Beraterin ihre Kundin gezielt nach persönlichen Erfahrungen, Hindernisse die sie bereits in ihrem Leben gemeistert hat. Sie nutzt dieses Gefühl welches die Kundin bereits im Zusammenhang mit anderen Erfolgserlebnissen in Verbindung bringt, als Ressource, sozusagen als Motivation die auf alle Lebenslagen übertragbar ist.

„ Welche Hürden haben Sie in Ihrem Leben schon überwunden?"

„ Sie haben schon mehrfach gekämpft und gesiegt. Was hält Sie noch davon ab es noch einmal zu versuchen?"

Frau A. nimmt eine deutlich entspanntere Haltung als noch zu Beginn des Gesprächs ein. Sie signalisiert der Beraterin damit, dass sie bereit ist diesen Weg mit ihrer Unterstützung zu gehen. Daraufhin leitet die Beraterin die Zielformulierung mittels der SMART-Formel ein. Die Kundin soll ihr Ziel in Teilziele unterteilen und diese folgenden Kategorien zuordnen: spezifisch, messbar, attraktiv, realistisch und terminiert. Die Beraterin stellt die folgenden Fragen, um zu erreichen, dass die Kundin ihr Ziel selbst formuliert. Sie soll sich in sich gehen und sich ihrer Beweggründe und deren Konsequenzen, wenn es zu keiner Verhaltensänderung kommt, nochmals bewusst werden.

„ Was möchten Sie konkret erreichen, damit Sie an Lebensqualität gewinnen?"

„ Was würde sich schlagartig für Sie ändern, wenn Sie Ihr Ziel erreicht haben?"

„ Wann wollen sie welche Ergebnisse haben?"

„ Wie wollen Sie ihrem Ziel näher kommen. Was ist der einzige Weg?"

SMART-FORMEL

Tab. 4: Zielformulierung - Smart-Formel (Eigene Darstellung, modifiziert nach Pieter, 2014, S.283)

S ---------> spezifisch	Ich stelle meine Ernährung um und gehe drei Mal pro Woche zum Gewichtsreduktionskurs (Sport -und Ernährungsprogramm).
M ---------> messbar	Ich bin 1,5 Stunden aktiv beim Sportprogramm und dem Kurs „ gesundes Kochen". Außerdem führe ich ein Ernährungstagebuch.
A ---------> attraktiv	Ich ernähre mich gesund und bewege mich viel, weil es mir Freude macht. Ich binde meine Freunde und meine Familie mit ein.
R ---------> realistisch	In einer Woche möchte ich 1 kg abnehmen.
T ---------> terminiert	Ich möchte 15 kg in 9 Monaten abnehmen. Alle drei Monate wird gewogen und gemessen.

Nach dem sie auch das geschafft hat, wirkt sie deutlich entspannter als noch zu Beginn des Beratungsgesprächs. Ihr ist bewusst geworden, dass sie es aus eigener Kraft schaffen kann, da ihr Wille ein fitteres, gesünderes und vor allem glücklicheres Leben zu führen da ist. Hochmotiviert, fast schon mit Freudentränen bedankt sie sich für das Beratungsgespräch, welches ihrem neuen Mut, Kraft aber hauptsächlich Glaube an sich selbst gegeben hat. Der Weg für den Handlungsplan hat sich aus dem von der Kundin selbstformulierten Ziel geebnet. Zum Schluss erklärt die Beraterin, dass es von großer Bedeutung sei, sich für das Erreichen von Teilzielen zu belohnen. Als Ansporn für die erste Etappe, schenkt sie Frau A. einen Gutschein für eine Lymphdrainage, die entschlackend wirkt und den Abnehmprozess unterstützt. Außerdem gibt sie ihr anlässlich des Programms das sie beginnen wird eine kleine Hausaufgabe auf, bei der sie nun jeden Bissen mindestens 30-mal kauen muss. Frau A. ist erleichtert über den Verlauf des Gesprächs und nimmt den Gutschein, als auch die „Hausaufgabe", die sie sofort umsetzten kann, dankend an. Schließlich wird die Kundin zum Ausgang gebracht und verabschiedet.

3.5 Reflektion

Das Beratungsgespräch verlief im Allgemeinen sehr gut. Die Kundin, welche meine Mutter sein könnte, war mir von Anfang an sympathisch. Ich glaube, sie hat das genauso empfunden, da sie sich sehr schnell von ihrer unsicheren, schüchternen Ausstrahlung gelöst hat, als es zum ersten Kontakt und Wortwechsel kam. Ich habe versucht durch „Pacing" ihre Körpersprache zu kopieren und habe gemerkt, dass sie diese schlagartig geändert hat, bzw. an meine eigene angepasst hat, als das Eis zwischen Berater und Kunde gebrochen war. Auch ich habe mich in meiner Rolle dabei sehr wohlgefühlt, einem Menschen helfen zu dürfen, der frustriert und unzufrieden mit der derzeitigen Lebenssituation ist. Mir persönlich war es sehr wichtig, dass die Kundin sich aufgenommen und wohl fühlt, sodass das Gespräch fließend und fast schon persönlich wird. Die Beziehungsebene war ziemlich schnell hergestellt, da wir feststellten, „Kochen" als gemeinsames Hobby zu haben. So gelang es mir durch Fragetechniken und Werkzeuge, wie der SMART-Formel oder der Kosten-Nutzen-Analyse, die beratungsrelevanten Informationen zu bekommen und konnte somit ein Ziel mit meiner Kundin formulieren. Positiv war, dass sie mir sehr konzentriert und aufmerksam zuhörte. Wir spielten uns die Bälle nur so zu, hatte ich das Gefühl. Mir ist bewusst, dass jeder Mensch anders ist und man als Berater nicht den „ Traumkunde" erwarten kann. Mir fällt es persönlich eher schwer, mich auf Leute einzulassen, die zu Beginn eine abweisende Haltung haben, sei es auch nur ein Schutzmechanismus oder eine Art Unsicherheit. Dennoch versuche ich auch zukünftig offen auf jede Art von Mensch zuzugehen und das bestmögliche für den Kunden im Gespräch zu erreichen.

4   Literaturverzeichnis

Institut für Ernährungsverhalten. Definition von Ernährungsverhalten. Zugriff am 26.04.2015.Verfügbar unter: http://www.mri.bund.de/de/institute/ ernaehrungsverhalten.html

Leitzmann, C. , Müller, C. , Michel, P. , Brehme, U. , Triebel, T. , Hahn, H. & Laube, H. (2009). *Ernährung in Prävention und Therapie* (3. überarbeitete Auflage). Stuttgart: Hippokrates

Pieter, A. (2014).*Studienbrief Psychologie des Gesundheitsverhaltens* [rev.11.011.000]. Saarbrücken: Deutsche Hochschule für Prävention und Gesundheitsmanagement.

Satow L. , Bäßler J. (1995). Selbstwirksamkeit und körperliches Befinden Jugendlicher. Zugriff am 14.05.2015. Verfügbar unter:http://www.pedocs.de/volltexte/2013/7769/pdf/ UnterWiss_1998_2_Satow_Baessler_Selbstwirksamkeit.pdf

Statista (2013). *Fakten zum Thema: Übergewicht und Adipositas.* Zugriff am 14.05.2015. Verfügbar unter: http://de.statista.com/themen/1468/ uebergewicht-und-adipositas/

Schlaffke, W. & Plünnecke, A. (2014). *Studienbrief Beratungs-und Servicemanagement* [rev.12.012.000]. Saarbrücken: Deutsche Hochschule für Prävention und Gesundheitsmanagement.

Techniker Krankenkasse (2013), *„Iss was, Deutschland?".* Zugriff am: 14.05.2015. Verfügbar unter:https://www.tk.de/centaurus/servlet/contentblob/498464/Datei/64173/ TK_Studienband_zur_Ernaehrungsumfrage.pdf

Öhlschlegel-Hausbrock S. , Rach J. & Wolf J. (2014). *Förderung der Selbstwirksamkeitserwartung in der Studieneingangsphase mittels Mentoring.* Zeitschrift für Hochschulentwicklung.Zugriff am12.05.2015. Verfügbar unter: http://www.zfhe.at/ index.php/zfhe/article/viewFile/599/576

5 Abbildungs- und Tabellenverzeichnis

5.1 Abbildungsverzeichnis

Abb. 1: Ergebnistabelle zum Thema Ernährungsverhalten

Abb. 2: Bedeutung des Essens im Alltag .TK-Studie (2013), „Iss was, Deutschland?" (S.4)

Abb. 3: Essen nach Geschlecht.TK-Studie (2013), „ Iss was, Deutschland?" S.5

Abb. 4: Esstypen.TK-Studie (2013), „ Iss was, Deutschland?" S. 7

Abb. 5: Essen als Nebensache. TK-Studie (2013) „ Iss was, Deutschland?" S. 17

Abb. 6: Ernährungsumstellung und Diät im Vergleich.TK-Studie (2013) „Iss was, Deutschland?" S. 34

Abb. 7: Stages of Change im Rahmen des TTM (zitiert nach Pieter (2014) S. 239)

5.2 Tabellenverzeichnis

Tab. 1: Fragebogen zur Diagnose der Selbstwirksamkeit am Beispiel Ernährung (eigene Darstellung)

Tab. 2: Einschätzungsergebnisse (Jerusalem und Schwarzer, 1999)

Tab.3: Studien zum Thema Selbstwirksamkeitserwartung (Satov & Bäßler) & (Öhlschlegel-Hausbrock, Rach & Wolf)

Tab. 4: Zielformulierung - Smart-Formel (Eigene Darstellung, modifiziert nach Pieter, 2014, S.283)

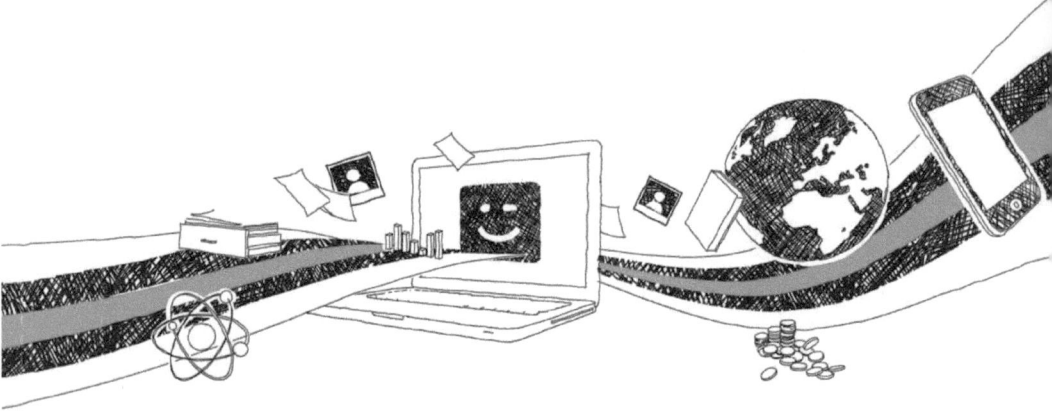
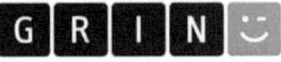